DE LA

LÉGISLATION DES EAUX MINÉRALES

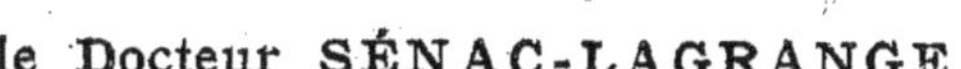

PAR

le Docteur SÉNAC-LAGRANGE

ANCIEN INTERNE DES HOPITAUX DE PARIS
ANCIEN PRÉSIDENT DE LA SOCIÉTÉ D'HYDROLOGIE
MÉDAILLE D'OR DE L'ACADÉMIE DE MÉDECINE (1895, 1899)
MÉDECIN AUX EAUX DE CAUTERETS

(Congrès international d'Hydrologie
et Climatologie d'Alger, Avril 1909.)

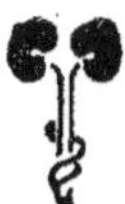

ALGER
IMPRIMERIE ALGÉRIENNE
1909

DE LA

LÉGISLATION DES EAUX MINÉRALES

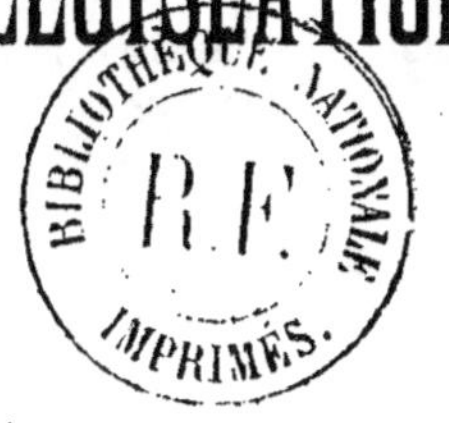

PAR

le Docteur SÉNAC-LAGRANGE

ANCIEN INTERNE DES HOPITAUX DE PARIS
ANCIEN PRÉSIDENT DE LA SOCIÉTÉ D'HYDROLOGIE
MÉDAILLE D'OR DE L'ACADÉMIE DE MÉDECINE (1895, 1899)
MÉDECIN AUX EAUX DE CAUTERETS

(Congrès international d'Hydrologie
et Climatologie d'Alger, Avril 1909.)

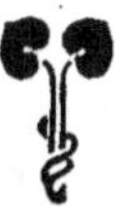

ALGER
IMPRIMERIE ALGÉRIENNE
1909

DE LA LÉGISLATION DES EAUX MINÉRALES

Par le Dr **Sénac-Lagrange**

Ancien Interne des Hôpitaux de Paris, ancien Président de la Société
d'Hydrologie, médaille d'or de l'Académie de Médecine (**1895**, **1899**),
Médecin aux Eaux de Cauterets.

Messieurs,

Je voudrais rechercher ce que le temps a fait et défait, sanctionné ou répudié, ajouté et mis en suspens de la pensée théorique du législateur et comment, en prenant pour base et mobile les besoins nouveaux des conquêtes modernes, il a servi le progrès de la législation des eaux minérales et le poursuit sans répit.

La législation des eaux minérales remonte à Henri IV. Les premiers linéaments en sont donnés par un édit de 1606, des lettres patentes de 1709, une déclaration royale de 1715, dont l'objectif est de faire rentrer dans la charge du premier médecin du roi la surintendance des eaux minérales et médicinales du royaume... Une déclaration du roi Louis XV, en avril 1772, transmet la surintendance et l'inspection générale du commerce des eaux minérales à une commission royale de médecine, tout en se réservant, en qualité d'inspecteurs, la nomination de trois des membres de la commission.

Des lettres patentes du roi Louis XVI (août 1778), confient à une société choisie de médecine, représentation première de notre académie, tout ce qui concerne la distribution des eaux minérales et médicinales. Une déclaration de mai 1780 confirme ces dispositions dans un arrêté du 5 mai 1781, la nomination des intendants des eaux minérales dans les provinces est dévolue au premier médecin du roi.

Un arrêté de vendémiaire an VI substitue les administrations municipales et départementales à la Société Royale de Médecine et fait dépendre le service du Ministère de l'Intérieur.

Il pose en principe la gratuité des eaux minérales pour les militaires blessés et les indigents, dont les frais de route et les dépenses sont mis à la charge des communes qui les envoient.

Un article de l'arrêté du 29 floréal an VII dispose : que les produits des sources minérales, de l'Etat s'entend, restent employées tant au paiement des réparations des fontaines, qu'à l'amélioration des établissements.

Un second arrêté du 13 floréal an VIII pose les conditions de la mise en ferme des sources : enchères, cahier des charges contenant le prix des eaux, bail de 3 ans, travaux à exécuter, concours des médecins inspecteurs dans la fixation du cahier des charges, des règlements de police... Division des sources, eu égard à leur rendement, en trois classes :

1° Classe dont le produit dépasse 3.000 ; 2° classe dont la location excède 2.000 ; 3° classe dont la location est au-dessous de 2.000 ; et appointements des inspecteurs en rapport, 1.000 f. pour la 1re classe, 800 f. pour la 2e, 600 f. pour la 3e. Un arrêté de nivôse an XI arrête les points suivants : Les eaux minérales appartenant aux communes seront affermées et leur produit réservé pour l'entretien, la réparation, l'amélioration des sources, ainsi que pour le traitement des inspecteurs — Usage gratuit des sources appartenant aux particuliers, aux communes, à l'Etat, pour les militaires blessés, les indigents... — Tarif des eaux abandonné à l'administration.

Nous retrouvons partie de ces éléments dans l'ordonnance royale du 18 juin 1823 et surtout dans la loi du 14 juillet 1856.

Cette ordonnance 1° retire implicitement à l'administration le pouvoir de fixer le prix des eaux appartenant aux particuliers ; 2° elle modifie les dispositions qui placent l'administration des eaux autres que celles des particuliers sous la gestion de l'Etat, pour les faire passer sous les règlements qui régissent les divers ordres de propriétés, suivant qu'elles appartiennent aux départements, aux communes ou aux institutions charitables

C'était là rechercher une gestion équitable et assurer la vente des eaux. Restait à étendre leur protection et à augmenter leur développement, si nécessaire. Or, les travaux à fournir pour un meilleur captage et un plus facile aménagement des eaux étaient limités à la propriété dont elles faisaient partie.

Des propriétaires voisins restaient libres de pratiquer des fouilles rapprochées et pouvaient ainsi, sans bénéfice pour eux, compromettre l'existence des sources, au grand préjudice de l'intérêt général comme de l'intérêt privé. Un projet de loi avait été soumis aux Chambres pour obvier à pareil état de choses. Pendant 10 années, de 1837 à 1847, la Chambre des députés et la Chambre des pairs se renvoyèrent ce projet sans arriver à s'accorder sur les dispositions à prendre.

Survient la révolution de 1848. La situation était sérieuse. Sur des fouilles entreprises, les eaux de Vichy se trouvaient menacées dans leur existence et leur débit.

Par un décret du 8 mars 1848, le gouvernement provisoire fixe autour de chaque source, un périmètre de protection de 1 kilomètre, dans lequel certains travaux étaient interdits.

Une étude plus approfondie de la question s'imposait : Un kilomètre de protection trop grand pour quantité de sources, est trop réduit pour d'autres ! Des travaux autres que ceux interdits pouvaient compromettre l'existence d'une source. Une loi fut présentée le 19 mars 1855, au Corps Législatif, discutée et votée et enfin promulguée le 14 juillet 1856.

Les dispositions de cette loi sont les suivantes : 1° Les sources d'eaux minérales peuvent être déclarées d'intérêt public et un périmètre de protection leur est assigné, pouvant être modifié suivant les circonstances ; 2° dans ce périmètre, aucun sondage, aucun travail souterrain ne peut être entrepris sans une autorisation préalable ; 3° le propriétaire d'une source déclarée d'intérêt public a le droit de faire dans le terrain de son périmètre, à l'exception des maisons d'habitation et cours attenantes, tous les travaux de captage et d'aménagement nécessaires pour la conservation, la conduite et la distribution de cette source. Ces travaux doivent être autorisés par le Ministre de l'Agriculture, du Commerce et des Travaux publics. Si l'occupation du terrain dure plus d'un an, ou si le terrain n'est plus propre à l'usage auquel il est employé, le propriétaire peut exiger du propriétaire de la source, ou l'acquisition du terrain occupé, ou une indemnité ; 4° Les sources d'eaux minérales déclarées d'intérêt public peuvent être expropriées par l'Etat si elles sont mal exploitées ; 5° Les traitements alloués aux médecins-inspecteurs par les propriétaires de sources leur viendront par un mode nouveau, non de la main des propriétaires, mais de la main du gouvernement.

Plus tard, en 1860, un décret édicte des mesures nouvelles touchant la surveillance des sources, la nomination des médecins-inspecteurs et sous-inspecteurs, par le Ministre... Un article donne le droit aux inspecteurs de requérir, *sauf recours au préfet*, le renvoi des employés qui refuseraient de se conformer au réglement.

1870-71. — L'autorité du médecin-inspecteur s'amoindrit. — Il n'est plus consulté sur le choix du personnel, peu ou pas sur l'opportunité d'amélioration des sources anciennes, l'exploitation de sources nouvelles. D'autre part, on ne peut avoir qu'une notion insuffisante du nombre des malades, un grand nombre échappant à toute observation suivie : la statistique par tableaux est donc en défaut. Les rapports des inspecteurs, rapports exigés par l'ordonnance de 1823 sont peu à peu abandonnés(1).

L'Académie demande des modifications à l'inspectorat : — Que l'inspecteur soit nommé par le Ministre sur deux listes de présentation, l'une dressée par le Comité supérieur d'hygiène, l'autre par l'Académie de Médecine. — Que la partie administrative des rapports soit séparée de la partie scientifique, celle-ci laissée seule aux inspecteurs, la première du ressort des régisseurs. Que des mémoires au surplus remplacent les rapports. — *Qu'une part d'influence et de responsabilité soit accordée aux médecins libres et que sous le titre de Commission consultative, ils soient réunis une fois* l'an pour donner leurs avis.

1874. — L'Académie demande que le rapport officiel des inspecteurs ne paraisse qu'un an ou 18 mois après la fin de la saison, pour que les cadres d'observations individuelles soient plus exacts et plus complets. Le legs V. Gerdy amène par le concours l'entrée des stagiaires aux eaux minénales.

1886. — Lettre du Ministre du Commerce et de l'Industrie à l'Académie pour avoir son avis sur l'inspectorat ? Par l'organe des son rapporteur, l'Académie, repoussant l'inspectorat

1. De 93 en 1862 et 46 en 1866, ils tombent à 20 en 1870.

collectif, maintient l'inspectorat tel qu'il est avec sous-inspecteurs, sur présentation par l'Académie, demande en plus la création d'inspecteurs régionaux, et émet derechef l'avis de la réunion, une fois l'an, des médecins libres en Commission consultative.

1887. — Comme un fruit trop mûr, l'institution de l'inspectorat tombe et se détruit d'elle-même, remplacée par les Sociétés médicales, c'est-à-dire l'Union des médecins libres.

Il importe de reprendre tous les points litigieux de la législation et les placer en face de la critique que le cours naturel des choses a produit.

I. — Toute exploitation d'une source naturelle d'eau minérale est soumise à une autorisation préalable (art. 1er de l'ordonnance du 18 juin 1823).

Cette autorisation suppose une enquête de l'ingénieur ordinaire des mines, un avis favorable du Conseil d'hygiène de l'arrondissement, puis l'analyse de l'Académie de médecine que suit un rapport, etc., etc.

Comme il n'est pas d'eau chimiquement pure, que toutes les eaux sont plus ou moins minérales, que l'eau de rivière est parfois plus minéralisée que l'eau de source, toute analyse est une analyse sommaire et tout rapport dans ces conditions manque d'éléments certains, s'il n'a pour pierre de touche la réaction du malade. La distinction est plus réelle pour les eaux plus ou moins thermalisées.

La loi veut que la source soit captée pour être autorisée et exploitée. L'intérêt du propriétaire le veut bien davantage.

Mais la source minérale n'est pas seulement à considérer comme propriété privée, elle est à considérer comme chose d'intérêt général, donc à protéger ! Si la loi protège tant ceux qui en usent, comment stipule-t-elle, dans un autre article, le droit pour le public de faire usage des eaux sans l'obligation d'aucune permission ni d'aucune ordonnance de médecin ?

En dépit de l'habitude, nous allons donc : à la liberté absolue laissée au propriétaire d'une source minérale de l'exploiter, sauf l'obligation d'en faire la déclaration au Ministre et de la soumettre à la surveillance administrative.— La déclaration du propriétaire serait confirmée d'une analyse, de preuves d'un captage régulier, de copies du réglement intérieur et de tarifs établis.

II. — Et tombe également d'elle-même l'obligation d'une autorisation spéciale pour les établissements de dépôt de vente d'eaux minérales (ordonnance de 1823), dont le monopole n'est plus laissé uniquement aux pharmaciens. On peut se procurer aujourd'hui la plupart des eaux minérales dans les magasins de consommation, principalement et surtout celles qui sont comprises sous le nom d'eaux de table dans leur concurrence avec les eaux de Seltz artificielles qui s'exploitent librement. Et quelle raison de maintenir l'autorisation ? Serait-ce celle d'empêcher des falsifications ? Mais avec la facilité des transports, l'abaissement des prix, la bouteille d'eau naturelle revient moins cher que l'artificielle !

Quant au droit ou à l'impôt attaché à l'autorisation, qu'affirme l'ordonnance de 1823 et que percevrait la Préfecture de police, nous ignorons le texte de loi qui l'autorise. Comment alors de pareils textes restent-ils maintenus, en place d'être abrogés ?

III.—Le droit commun pour la fabrication des eaux artificielles, en d'autres termes, le même régime que pour les préparations pharmaceutiques, remplace l'autorisation. — Il ne s'agit plus de contrôle sur des formules uniques. — Egal affranchissement du contrôle exercé sur l'expédition des eaux minérales naturelles au lieu de départ et au lieu d'arrivée. La garantie n'est plus dans la surveillance du puisement, de l'embouteillage, de l'expédition, du certificat d'origine, du cachet de la bouteille, par des inspecteurs ou des fonctionnaires attitrés, etc., il est dans la bonne foi de l'envoyeur soutenue par son intérêt.

Au surplus, toutes ces dispositions ne subsistent que parce qu'elles ne sont pas supprimées !

IV. — Un des points sur lesquels s'exerce la surveillance de l'Etat, en moins, est la question du tarif des eaux dans leurs diverses applications. Les propriétaires, régisseurs ou fermiers, adressent aux préfets le tarif détaillé des prix auxquels le préfet donne son *visa*. Nous estimons ce terme plus juste que celui d'« approbation forcée », ce qu'elle est en définitive, car l'ordonnance de 1823 qui subsiste porte que l'approbation des préfets ne pourra porter aucune modification dans les prix et servira seulement à les constater... Si le prix est un acte de propriété, il reste le risque du propriétaire.

Par ailleurs, la surveillance de l'Etat pour l'aménagement, la conservation et l'amélioration des sources, s'exerce par l'intermédiaire de l'ingénieur des mines. Elle se poursuit pour les questions d'hygiène et de salubrité, de même que pour l'exploitation des sources, par l'intermédiaire du corps médical réuni en société ou en commission, en place des inspecteurs anciens.

Les agents de l'Administration veillent au bon ordre et à la police locale. Les propriétaires veillent à l'exécution des règlement établis de concert avec l'administration préfectorale (décret de 1860).

Au surplus, il est des modalités à établir dans les droits de l'Etat. S'il est maître absolu dans les établissements qui lui appartiennent, si les établissements qui ont obtenu la délaration d'intérêt public lui doivent compte des circonstances de leur exploitation, les sources appartenant aux départements, aux communes isolées ou groupées, aux hospices, sont administrées comme il convient aux conseils généraux, aux communes, aux commissions hospitalières, dans la mesure qui les relie à la tutelle de l'Etat pour ce qui a trait aux sources communales.

Quant aux sources particulières, s'il est peu possible de laisser absolument libre leur exploitation, il est très possible de les placer dans le droit commun, en les soumettant à la même surveillance que les produits utilisés pour la santé publique.

Nous avons dit le rôle de l'ingénieur des mines pour ce qui a trait à la conservation des sources. Un décret de 1860, outre ses tournées régulières, fixe des visites spéciales pour les nécessités du service. D'accord avec l'inspecteur, il informe le préfet des infractions au réglement sur les eaux minérales et des contraventions.— Il y aurait à savoir tout ce que ce mot comprend et renferme et si le défaut de surveillance, la destruction de captage et la diminut'on de rendement, l'introduction d'eaux douces, etc., tout ce qui constitue une mauvaise administration, ne sont point implicitement compris dans ce mot incomplet que 1860 nous a légué.

Mais voici venir le rôle des inspecteurs.

V. — L'ordonnance de 1823 faisait rentrer dans les attributions des inspecteurs tout ce qui comprenait la conservation des
sources, leur amélioration, leur distribution.., ce qui aujourd'hui
est du ressort des ingénieurs. —Nous relevons parmi ces préro-
gatives, les deux suivantes : celle relative à l'entente avec les
préfets pour l'établissement du cahier des charges, quand sont
mis en ferme les établissements appartenant aux départements
ou aux communes (art. 22); une seconde, où leur avis est réclamé
pour la nomination des employés dans ces mêmes établissements (art. 24). D'où le corollaire, ce nous semble, que renferme
un autre article : Que les préfets entendent également les
inspecteurs et les propriétaires pour établir les règlements
particuliers aux établissements. Inspecteurs ajouterons-nons
ou ceux qui tiennent leur place, puisque l'institution a pris fin.
Le décret de 1860 distrait des attributions de l'inspecteur, celles
réservées à l'ingénieur. Il reste alors avec les siennes propres
c'est-à-dire la surveillance des établissements réservés à l'administration des eaux et le traitement des malades, l'exécution
des dispositions et règlements et les soins gratuits aux indigents, *le tout pendant la saison des eaux*.

Il nous importe moins de savoir qu'après l ordonnance de 1823,
bien que tous les budgets portent en perception les appointements des médecins inspecteurs et que l'Etat soit ainsi devenu
le créancier du propriétaire et le débiteur de l'inspecteur — cepen-
dant cette loi n'est jamais entrée dans la pratique — et que toujours l'inspecteur ait reçu ses appointements du propriétaire ou
du fermier ! Nous n'ignorons pas que les établissements d'eaux
minérales appartenant à l'Etat et aux communes (arrêté du 3
floréal, an VIII, nivôse an XI, loi du 14 juillet 1856) sont divisés en 3 classes suivant le prix du bail (1re classe, revenu de
10.000 fr.; 2e classe, de 5 à 10.000 fr.; 3e classe, de 1.500 à
5.000 fr.) (Décret du 28 janvier 1860) et que les traitements des
médecins-inspecteurs près de ces établissements sont également
ment divisés en 3 classes y rapportées (1.000 fr., pour la 1re
classe ; 800 fr., pour la seconde ; 600 fr., pour la 3e) ! Ce qu'il
importe plus de rappeler, c'est que les établissements particuliers n'ayant jamais fait connaître leur revenu, il n'a jamais été
possible de baser sur celui-ci un classement et par conséquent

la loi ici a été inapplicable et toujours inappliquée et que tout inspecteur dans ces conditions a été débouté de sa demande tant du côté d'un propriétaire grincheux, que de l'Etat impuissant à faire exécuter une loi mal faite.

Les Sociétés médicales, remplaçant le médecin-inspecteur, ont, au début, par une cotisation de chacun de leurs membres, parfait une somme voulue (500 fr.) comme indemnité au médecin des indigents nommé au sort par eux. Puis, devant la fixité des choses, les établissements thermaux se sont empressés de prendre cette indemnité à leur compte. C'est ainsi que les choses se sont passées à Cauterets.

Pour être une vue d'ensemble, toute question n'en doit pas moins être aussi complète qu'exacte. Le soin des indigents était la principale attribution du médecin-inspecteur, elle reste celle des Sociétés médicales qui délèguent chaque année un de leurs membres pour cet office.

L'article 11 du décret du 28 janvier 1860 porte, que les inspecteurs soignent gratuitement les indigents admis à faire usage des eaux minérales, etc. La durée et le moment de l'époque ne sont pas compris, mais du moment qu'ils ne sont pas fixés, ils s'entendent de toute la saison des eaux, à des heures particulières. Mais ces heures particulières (1) peuvent être celles de baigneurs libres ! Alors, pour éviter l'encombrement, les froissements des contacts, pour ne pas nuire à l'intérêt général des stations, comme des établissements, en un mot, les préfets assignent aux indigents le mois qui précède et le mois qui suit, la saison réelle : du 15 mai au 15 juin, du 15 septembre au 15 octobre. Cette mesure reçoit l'assentiment général, même du bon sens des indigents qui se sentent à ces moments plus libres, plus chez eux. Nous la croyons plus pratique que celle qui prolonge leur saison jusqu'au premier novembre. Outre que dans les stations d'altitude, le froid précoce et les intempéries du temps gênent le traitement et peuvent le rendre nocif, les maisons sans locataires se ferment dès le commencement d'octobre et les propriétaires supportent difficilement la garde prolongée

1. Un règlement de juin 1864 limite la gratuité aux heures vacantes du 15 juin au 1ᵉʳ septembre.

de leurs immeubles et une augmentation de frais d'éclairage, gaz ou électricité, etc. D'où la difficulté pour le médecin de pro longer son séjour, et tout médecin tient à honneur de remplir intégralement son devoir vis-à-vis des indigents... Les habitudes sont donc d'accord avec la nécessité pour uniformiser l'époque du traitement dans les conditions premières. Il n'en résulte pas moins que dans les cas d'urgence, les malades isolés sont reçus dans tout le cours de la saison.

Au surplus, le temps de l'indigent est compté. Vivant au jour le jour, dépendant des travaux de la moisson, tributaire d'un secours du département, de la commune, d'une société de secours mutuel, son maigre pécule est vite épuisé. Il arrive en foule à l'époque moyenne de mai-juin et septembre-octobre et s'il se retarde, *c'est qu'on lui fait attendre de la préfecture ou de la sous-préfecture, son permis de gratuité.* Le certificat d'indigence manque plus souvent, de même celui du médecin. Le régisseur des établissements, consentant à attendre, n'en échange pas moins de suite la feuille préfectorale contre la note de gratuité. Il trouve facilement un gîte, car on le connaît et on l'attend à son époque. Il a le libre usage de l'eau minérale, use du médecin des indigents s'il veut, va à un autre s'il lui plaît, car il a toute liberté, même *celle de se laisser détourner*. Il n'abuse pas, au surplus ; une, deux consultations lui suffisent, ou il faut le rappeler et après une durée de 12 à 15 jours, 18 jours au plus, il rentre dans sa commune. Est-il bien là en rapport avec le bureau de bienfaisance ? moins qu'il ne paraît. On dirait que ceux-ci sont surtout faits pour les aisés et les bien portants. Cette année, nous avons reçu une pauvre infirme affectée depuis longtemps d'une chute de l'utérus. A la réclamation pour elle à l'autorité compétente du prix d'un pessaire de Hodge, il nous fut répondu que la patiente n'était plus inscrite au bureau de bien faisance de son endroit ! Quelle influence a donc manqué par ces temps de conseils et de solidarité !

Résumons donc le rôle du médecin :

1º Les médecins réunis en Société médicale délèguent, tous les ans, à l'un d'eux, le soin des malades indigents ;

2º Leurs rapports et leur intervention près des propriétaires, fermiers, régisseurs des sources est celle d'un contrôle et d'un conseil que le praticien a le droit d'exercer sur les moyens de guérison qu'il dirige.

3° Les Sociétés médicales adressent leurs vœux ou leurs plaintes à l'autorité, par l'intermédiaire de leur président.

VI. — La protection de l'Etat (loi de juillet 1856) contre les tentatives de détournement ou d'altération des sources par un périmètre de protection est assurée au propriétaire moyennant la déclaration d'intérêt public. Cette protection va, pour le propriétaire de cette source, jusqu'à la faculté de faire sur le terrain d'autrui, dans l'intérieur du périmètre de protection, en dehors de la maison d'habitation, tous les travaux de sondage, de captage, d'aménagement de la dite source ; et pour le propriétaire du terrain compris dans l'étendue et même en dehors du périmètre de protection, interdiction d'y entreprendre, avant enquête, des travaux, sondages, tranchées, fondations...

Si des sondages peuvent être *utiles*, ils peuvent être également nuisibles ! L'*intérêt public* est un bien grand mot, devant le grand nombre de sources minérales et le terme d'*utilité publique* conviendrait certainement mieux... Toujours est-il que le respect de la propriété de l'un ayant pour mesure le respect de la propriété de l'autre, il y aura toujours à balancer entre les avantages aléatoires du propriétaire tendant à augmenter son revenu d'eaux et son riverain entravé dans son exploitation, ne pouvant ni bâtir, ni creuser une cave, à plus forte raison un puits ; pas même drainer ou extraire de la pierre et du sable sans autorisation, c'est-à-dire avec interdiction possible ! Le droit pour l'Etat de s'emparer par voie d'expropriation d'une source qui, déclarée d'intérêt public, ne serait pas exploitée d'une manière qui en assurerait la conservation ou ne satisferait pas aux besoins de la santé publique, marque sinon dépasse la limite des droits de l'Etat en face du principe de propriété.

Les bienfaits du régime collectif se sont continués avec la création du Syndicat général des médecins des stations balnéaires et climatiques de France. Issu des conditions de concurrence que subit notre industrie thermale de la part des stations étrangères, il a pris à devoir et à charge de donner à nos stations thermales, une organisation qui leur permette de rivaliser avec elles.

Ce sont d'abord des conseils et un appel adressé aux personnes intéressées à notre prospérité locale en vue de prévenir et de combattre les risques de contamination. De cet appel datent les premières mesures d'asepsie et d'antisepsie prises par certaines stations, les premières étuves, les premières équipes de désinfection à la disposition des logeurs et des baigneurs. Puis, quand la loi de 1902 organise la police sanitaire — bureau d'hygiène municipal, réglements sanitaires communaux, arrêtés municipaux ([1]) — qui nous vaut les mesures d'antisepsie et d'asepsie visant la salubrité des domiciles, la préservation des eaux potables, les nettoyages humides, les arrosages, puis la désinfection étuvale, etc., le Syndicat demande un service thermal d'isolement, que surveillera un bureau d'hygiène thermal ayant comme arbitre et sanction le recours au Comité consultatif d'hygiène publique, étc.

Les voies et moyens d'accession aux stations thermales restent la préoccupation du Syndicat. Il entre en rapport avec les compagnies et les pouvoirs publics, pour assurer la rapidité des communications, avec les principaux centres, la correspondance avec les trains de pénétration étrangers, le confort des voitures et aussi leur désinfection à chaque voyage, la rectification d'horaires.

Mais les lois de police sanitaire étaient seulement applicables aux villes d'au moins 2.000 habitants jusqu'aux villes de 20.000 habitants et au-dessus. Nombre de stations ne réalisaient pas cette dernière condition. Devaient-elles être déshéritées de toute organisation et administration sanitaires de façon à s'inférioriser dans le progrès et la concurrence avec les stations étrangères ? Le vice de notre centralisation outrancière apparaissait ici dans l'isolement où elle laissait les intérêts locaux de notre industrie thermale, contrairement aux coutumes du pays allemand où l'initiative de l'Etat, de la province, venait

---

1. Après consultation des commissions sanitaires, du conseil d'hygiène départemental, approbation préfectorale en conformité avec les délibérations du Conseil général. Rapport Schlemmer in *An. hyd.* 1904, page 366. Rapport Graux. Modifications à la loi de 1902.

en aide à l'initiative locale. Par l'organe de son rapporteur (¹), le Syndicat montra la nécessité d'une loi de réfection de la législation plus en harmonie avec notre organisation d'Etat et dont les conditions nécessaires seraient : 1° d'assurer une sécurité suffisante aux capitaux engagés dans la création et le développement d'une station et pour cela rendre la concurrence impossible en assurant un monopole local d'exploitation, etc. ; 2° d'obliger l'Etat, le département ou la commune à abandonner une partie des plus-values d'impôt pour les installations ou améliorations qui leur incombent. respectivement, comme création de routes, postes et télégraphes, égouts, adduction d'eau potable, éclairage public, etc.

La création et l'organisation de chambres consultatives. de l'industrie thermale étaient à l'étude, à l'effet de sauvegarder le prestige des stations balnéaires du pays en veillant aux exigences de l'hygiène, du confort, de la publicité et à l'emploi judicieux des ressources des Etablissements, des produits de l'impôt.

Du même coup, le Syndicat prenait les avances de la publicité des Eaux minérales françaises et dans des articles anonymes, ses membres produisaient l'Index médical qui était adressé gratuitement à 20.700 médecins français et étrangers, Antérieurement, la Société d'hydrologie avait, lors de l'exposition de 1890, sur la demande du bureau du congrès médical, offert au corps médical étranger venu en France, un volume sur les Eaux minérales françaises et les stations climatiques.

Certains concessionnaires de sources n'accordaient aux améliorations des Etablissements que des sommes insuffisantes, alors que les bénéfices et recettes justifiaient davantage. Le Syndicat, d'accord avec les conseils municipaux, appuyait près du Parlement les réclamations du corps médical et les faisait aboutir (²).

L'attention du Syndicat se porte également sur l'industrie

---

1. Rapport sur la législation des Eaux minérales, Baraduc, Ann. Hyd. 1899, p. 58.

2. « Gaz. des Eaux » 25 Janvier 1906.

des cures de montagnes et les charges fiscales qui entravent leur développement !

L'intérêt des malades étant corrélatif de l'intérêt des stations, le Syndicat propose de faire afficher dans les Etablissements la note suivante : « Les malades sont invités dans leur propre intérêt à ne pas faire usage des Eaux sans direction médicale ».

Enfin, de par l'action continue du Syndicat et l'aide de médecins du Parlement, une question de jurisprudence médicale se juge, soit l'abolition de la double patente imposée par le fisc.

Dans l'intervalle, l'Académie ne restait pas oisive. L'augmentation des sources autorisées, l'emploi de plus en plus fréquent de sources faiblement minéralisées comme remplaçantes des eaux potables plus à tort qu'à raison soupçonnées, avaient entraîné propriétaires et compagnies fermières à multiplier les forages, à faciliter le transport des eaux en bouteille, un même nom d'espèce, comme eau de Vals, restant au surplus appliqué à un nombre de sources différentes mais surgissant dans une même zone et des eaux étrangères autorisées par l'Académie, ajoutant leur concurrence. Alors l'exploitation intensive affaiblissait et épuisait les sources, les eaux extérieures menaçaient de les contaminer, les forages périphériques, à mesure qu'on s'éloignait de la nappe minérale, menaçaient tout autant d'en modifier la composition par l'apport d'eau douce.

Il devenait donc nécessaire : 1° de maintenir la zone de protection comprenant toute la nappe souterraine correspondant au premier puits découvert ; 2° de protéger contre les infiltrations par un solide captage conduit jusqu'à une couche imperméable, les sources émergeant à une certaine distance du sol, les eaux arrivant à la surface avec une forte pression, autrement dit les sources jaillissantes, n'ayant pas à craindre le mélange avec une eau douce. Et comme moyen préventif, l'Académie décidait en 1894, relativement aux réservoirs d'amenée, que : « doivent être tolérés seuls les réservoirs d'amenée hermétiquement clos, recueillant directement l'eau et les gaz, mais que l'eau ne devra pas séjourner pendant plus de 24 heures. »

En outre, la Commission des Eaux minérales demandait pour toute source autorisée que deux prélèvements annuels, l'un au printemps, l'autre à l'automne, soient adressés à l'Académie, à fin de s'assurer par cette double analyse que les influences météorologiques n'ont point influencé la composition de l'eau : moyen de s'assurer d'un bon captage et de pratiquer subsidiairement l'analyse bactériologique.

Et comme conclusion, l'Académie limitait à 30 années une première autorisation qui devra, après ce temps, être suivie d'une seconde ([1]).

Toujours est-il que les éléments d'autorisation d'une source minéro-thermale restent rigoureux : Analyse préalable fournie par le propriétaire et effectuée par les soins du laboratoire de l'Ecole des Mines ou le laboratoire municipal de Paris ; rapport de l'ingénieur des mines constatant les conditions de captage ; examen du captage, du débit, de la température, dosage des éléments volatils ou altérables, précédés d'une étude géologique de là région ; analyse bactériologique.....([2])

La sollicitude de l'Académie se poursuivait dans la conservation des eaux en bouteille... . La jurisprudence de l'Académie est que l'eau doit être mise en bouteille telle qu'elle sort de la source, sans décantation ni gazéification, et dans des conditions rigoureuses d'asepsie. L'eau minérale est sujette à des altérations : l'oxygène, l'acide carbonique de l'air, quelque minimes qu'ils soient, divers microbes, une longue conservation transforment les sulfureuses, changent les sulfatées, même des alcalines, en sulfhydriquées.....

Alors la bouteille sera stérilisée si possible et lavée à l'acide chlorydrique. On obligera le propriétaire de la source à mettre la date de la mise en bouteille sur la capsule. Un article de l'ordonnance de 1823, non-abrogée, indique que l'étiquette doit porter l'époque de l'arrivée à Paris des eaux minérales naturelles. Quant à la vente des eaux en bouteille, si celle des eaux dites de table, à minéralisation faible, reste libre, tant l'Aca-

---

1. Des sources ont pu varier dans leur minéralisation dans la proportion de 1 à 3, exceptionnellement de 1 à 5, 7..... On a vu, à la suite d'un tremblement de terre, une source sulfureuse remplacer une source alcaline.

2. On admet comme stériles les eaux qui surgissent à de grandes profondeurs, de par leur température élevée, la présence chez un grand nombre d'acide carbonique.

démie que le Comité consultatif d'Hygiène réservent la vente
des Eaux purgatives, sulfureuses, arsénicales, aux intermé-
diaires diplômés, c'est-à-dire aux pharmaciens, car ce sont de
vrais médicaments. Mais que le Ministre en décide autrement,
qu'un arrêt de la Cour de cassation rende libre la vente des
extraits de sels des eaux, les assimilant aux eaux elles-mêmes,
l'autorité scientifique, qui seule a droit de prononcer sur elles,
n'en peut être affaiblie.

Et à la Commission Académique des Eaux minérales qui
demandait l'organisation de la surveillance plus immédiate des
Sources et des Etablissements thermaux, le Syndicat propose
la création d'un Conseil supérieur d'Eaux minérales — qui résu-
mât l'autorité du Conseil supérieur d'Hygiène et de l'Académie
de médecine — d'une Commission médicale de surveillance près
les Etablissements thermaux, en même temps que l'organisation de l'assistance publique dans les stations balnéaires, la
fondation de chaires d'hydrologie .... Et pour créer des
ressources à ces travaux soit d'hygiène, soit d'embellissement
de toute sorte, assurant la sécurité et contribuant à l'attraction,
le Syndicat met à l'étude l'impôt de la cure ou taxe de cure, qui
fonctionne à l'étranger, prélevé sur la vie locale, cercles et
casino, bains et douches des Etablissements, droit de séjour de
chaque baigneur, etc. (¹)

La Société d'Hydrologie, gardienne et dépositaire des travaux scientifiques sur nos sources minéro-thermales, était loin
de se désintéresser, à son tour, des questions de législation des
eaux minérales. Elle en relevait certains points spéciaux se
rattachant à ses études, et était ainsi amenée à faire l'examen
du captage des sources, à intervenir dans la réglementation du
traitement thermal des indigents dans les Hautes-Pyrénées (²),
à jeter un coup d'œil sur le développement et la tradition de
stations étrangères (³). Ainsi s'établissait sur un même effort,
un même consensus, ayant pour objectif tous les genres de progrès dont est susceptible notre richesse nationale. Il recevait

1. Ann. Hyd. T. 43, p. 606. Rapport Blüger.
2. *Ibid.* T. 34.
3. *Ibid.* T. 14 et 41,

sa sanction supérieure dans l'organisation des Congrès où l'Hydrologie avec ses parallèles, la climatologie et la géologie, étayaient ensemble leurs travaux réciproques. L'harmonie se créait ainsi dans la loi du progrès général entre nations, n'ayant rien à craindre d'une concurrence entretenue dans des conditions de recherches et de vérités communes.

Le même résultat aidé des mêmes moyens se poursuivra dans cette voie sans fin qui constitue l'Avenir.

Dr Sénac-Lagrange.

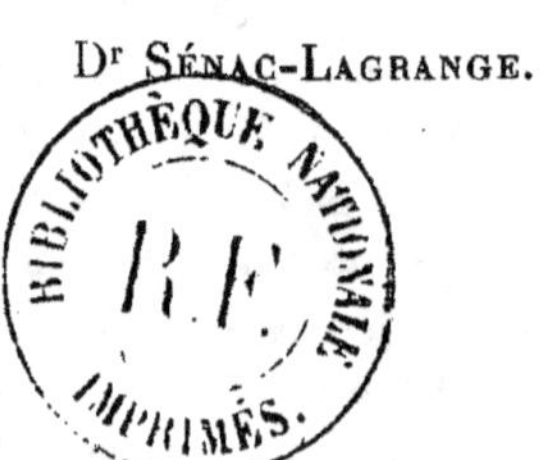